CHAMP...

INSTALLÉ À LA CHARITÉ DE LYON

PAR

Le Dr Jean GIGNOUX

Ancien Externe des Hôpitaux de Lyon

LYON

A. REY, IMPRIMEUR DE LA FACULTÉ DE MÉDECINE

4, RUE GENTIL, 4

1898

DES AVANTAGES

au point de vue hospitalier

DE

LA CHAMBRE COUVEUSE

INSTALLÉE A LA CHARITÉ DE LYON

DES AVANTAGES

au point de vue hospitalier

DE

LA CHAMBRE COUVEUSE

INSTALLÉE A LA CHARITÉ DE LYON

PAR

Le Dr Jean GIGNOUX

Ancien Externe des Hôpitaux de Lyon

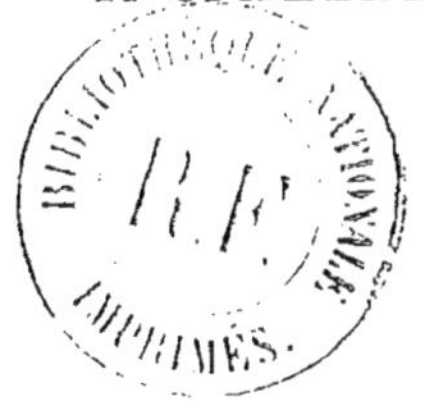

LYON

A. REY, IMPRIMEUR DE LA FACULTÉ DE MÉDECINE

4, RUE GENTIL, 4

1898

Tous nos maîtres, qui furent pour nous de véritables amis, devraient être inscrits en tête de cette dédicace. En tout temps ils nous ont témoigné une franche amitié dont nous étions assurément bien peu digne, et dont nous ne nous attribuons aucun mérite. C'est grâce au caractère affable et bienveillant d'un père vénéré que nous leur devons toute la sympathie dont ils nous ont entouré. Il n'est que juste alors, et nous sentons qu'en cela nous remplissons un devoir sacré de reconnaissance filiale, que nous dédiions à sa mémoire ces pages inaugurales.

Tout jeune encore et bien avant d'entreprendre nos études médicales, nous avons pu apprendre par son exemple ce que pouvait être le médecin : ami dévoué à ses malades; savoir, malgré les peines et les souffrances qu'on est appelé à éprouver à chaque pas, se montrer toujours doux et consolant, et savoir aussi, arrivé dans sa famille, dissimuler ses inquiétudes pour ne montrer que gaieté et excellent cœur.

C'est avec de si beaux exemples sous les yeux que nous tâcherons de suivre ses nobles traces et de nous montrer digne de l'héritage qu'il nous a laissé.

Aux maîtres qui ont dirigé nos premiers pas, qui nous ont appris pendant ces quelques années passées dans les hôpitaux, le respect du malade, la dignité de l'art et la vraie science médicale, nous leur adressons le sincère témoignage de notre profonde gratitude.

C'est sur le conseil de M. le Dr Colrat, médecin des hôpitaux, que cette étude fut entreprise ; sans cesse nous avons trouvé auprès de lui amitié et conseil, nous voudrions mieux que par de vaines paroles lui témoigner notre reconnaissant et respectueux attachement.

Non seulement nous avons eu l'honneur d'avoir été l'élève de M. Garel, médecin des hôpitaux, mais nous avons le plaisir de le compter depuis longtemps pour un ami, et nous garderons toujours le profond souvenir des marques de sympathie qu'il nous a constamment prodiguées.

Que M. le professeur adjoint Laroyenne, qui en maintes circonstances particulières s'est toujours montré un ami plus que dévoué, et qui nous fait encore l'honneur d'accepter la présidence de notre thèse, veuille bien recevoir à l'occasion de ce travail l'assurance de notre respectueuse reconnaissance.

Nous sommes heureux et fier d'avoir eu pour maîtres dans les hôpitaux, M. le professeur, M. Pollosson, chirurgien-major de l'Hôtel-Dieu, M. le Dr Bouveret, médecin des hôpitaux, M. le Dr Clément, ex-médecin des hôpitaux ; nous savons tout le prix de l'enseignement que nous avons reçu auprès d'eux, et c'est pour nous un très agréable devoir de leur témoigner notre profonde gratitude.

Maintenant, nous nous ferions un scrupule de ne pas exprimer toute notre reconnaissance à nos tout premiers maîtres. Nous avons nommé M. le Dr L. Martel, chef de clinique chirurgicale à la Faculté de médecine, et M. le Dr F. Barjon, chef adjoint de clinique médicale, qui pendant ces longues conférences d'externat et d'internat, tout en nous donnant les premières bases de la science médicale, se sont toujours montrés d'aimables camarades.

Enfin notre plus affectueux souvenir à ceux de nos amis avec lesquels nous avons plus particulièrement vécu ces quelques années d'études; qu'ils nous laissent espérer que ni l'éloignement, ni les hasards divers qui attendent le jeune médecin dans la vie n'amoindriront jamais l'amitié de nos relations.

PRÉFACE

Depuis quelques années déjà on a reconnu la nécessité
des couveuses artificielles et, depuis qu'elles existent,
ayant montré les services qu'on était en droit d'attendre
d'elles, elles sont entrées dans la pratique courante. Non
seulement on les voit dans la clientèle privée, mais c'est
dans les services hospitaliers où se trouvent des maternités, des crèches, que, suivant les besoins, on les voit
installées parfois en assez grand nombre. Mais toutes les
couveuses en usage jusqu'à ces derniers temps étaient de
petit modèle; elles ne pouvaient recevoir qu'un seul enfant,
deux au plus, et dans les hôpitaux on est quelquefois
tellement débordé, que la multiplicité de ces petites couveuses isolées donnait beaucoup de peine à surveiller, de
travail à entretenir.

C'est en présence de ces inconvénients et aussi dans un
but économique que M. Colrat, médecin des hôpitaux,
désirant posséder une dizaine de couveuses, fit construire
dans son service une grande couveuse artificielle pour
enfants. C'est de cette couveuse, sur laquelle M. le
Dr Colrat, à la Société des sciences médicales de juillet
1896, a déjà fait une communication, que nous allons
nous occuper.

Nous allons passer rapidement en revue les différents modèles de couveuses usités jusqu'à ce jour avant de faire la description détaillée de la chambre couveuse installée à la Charité, et de montrer les avantages qu'elle présente au point de vue hospitalier.

DES AVANTAGES

au point de vue hospitalier

DE

LA CHAMBRE COUVEUSE

INSTALLÉE A LA CHARITÉ DE LYON

PREMIÈRE PARTIE

CHAPITRE PREMIER

NÉCESSITÉ DE LA COUVEUSE ARTIFICIELLE

Il est étonnant en voyant les nombreux avantages que présentent les couveuses artificielles, avantages sur lesquels nous aurons d'ailleurs l'occasion de revenir, qu'on n'en ait pas eu plus tôt la conception. Il est certain que de tout temps et dans tout pays on avait recours, pour remplacer la chaleur maternelle manquant aux enfants nés avant terme ou dans des conditions de santé assez précaires, à divers moyens, tels que séjour dans des chambres chauffées qui, souvent, l'étaient insuffisamment, à de boules d'eau chaude placées dans le berceau, à l'enveloppement ouaté de l'enfant, à des bains chauds plus ou moins répétés, ou à des frictions faites avec des substances excitantes. Mais il faut en somme arriver à une époque assez récente pour voir apparaître les premiers appareils qui vont rendre au nouveau-né la chaleur dont il a besoin.

Du reste, la première idée en revient aux aviticulteurs qui, déjà depuis fort longtemps, avaient imaginé pour remplacer les femelles couveuses qu'ils laissaient gratter et piocher, des boîtes plus ou moins ingénieuses dans lesquelles ils plaçaient les œufs qu'ils voulaient faire éclore. La température y était toujours la même, 40 degrés environ, produite par une lampe à pétrole ou même du gaz, et dont le pouvoir chauffant était régularisé par divers procédés connus.

Mais là les conditions ne sont pas tout à fait les mêmes, l'air n'a pas besoin d'une bien grande pureté, l'humidité n'est pas obligatoire, la propreté même, bien qu'utile, était souvent à peine recherchée, toutes conditions que devait, par contre, posséder une bonne couveuse pour enfants. Cependant le principe en lui même était posé. Aussi la couveuse fit-elle son apparition dans le domaine médical où les services qu'elle a rendus, les vies qu'elle a conservées ne se comptent plus.

Que d'enfants, en effet, naissent avant terme ! Combien d'enfants aussi, dans toutes les classes de la société, même des plus aisées, qui, bien que naissant à terme, naissent faibles et chétifs, n'ont pas encore acquis assez de vigueur, et sont incapables de conserver leur chaleur sans aucune ressource artificielle !

Qu'est-ce qu'un prématuré? Peut-on se fier aux dernières règles de la mère pour affirmer qu'un enfant est né avant terme ? M. Roux de Montpellier[1] dit qu'on ne doit y attacher que minime importance, et que l'on doit plutôt se fier à certains signes physiques de l'enfant, tels que sa longueur, son poids, etc. Ainsi, d'après lui, un fœtus aurait vers le milieu du cinquième mois 0^m25 de longueur totale, pour atteindre au moment de sa naissance 0^m50, en augmentant approximativement de 0^m05 par mois. Les dimensions de son diamètre bipariétal peuvent également donner quelques indices sur son âge. Il serait à 7 mois de 6 cm. 1/2 à 7 ; de 8 centimètres à 8 mois, et 9 à 9 cm. 1/2 à terme. Quant à son poids, voici les chiffres qu'il donne : 635 grammes à 6 mois, de 1120 à 1250 grammes au septième mois, de 1600 à 1700 grammes au huitième mois, et à terme de 3 à 3 kg. 500.

De plus, le prématuré a une voix faible, souvent de l'hypothermie et ses ongles n'ont pas encore les dimensions qu'ils ont à terme, c'est-à-dire atteint l'extrémité des doigts et dépassé celle des orteils.

« Rien n'est plus misérable que l'enfant né dans ces conditions, le corps est grêle, la peau est rouge, ridée, flasque ; la respiration courte. Souvent c'est à peine s'il peut remuer ses membres, s'il arrive à exercer quelques mouvements de succion ; voilà l'être que de tout temps on s'est efforcé de disputer à la mort, et qu'on voyait succomber presqu'à coup sûr avant l'invention de la couveuse[2]. »

---

[1] J. Roux, *Etude sur l'élevage artificiel des enfants nés avant terme ou nés à terme mais débiles. Nouvelle couveuse automatique*, thèse de Montpellier, n° 14, 1891.

[2] M. Rochard, *Encyclopédie d'hygiène et de médecine publi-*

Ces enfants nés avant terme ou débiles, s'ils ne sont pas dans des conditions hygiéniques parfaites et entourés de soins intelligents et continus, finissent par périr. Encore sont-ils bien rares les cas où avant et même depuis l'apparition de la couveuse, si continus que soient les soins qu'on lui apporte, le vrai prématuré ait pu survivre[1].

Les enfants nés avant terme surtout, étaient à peu près tous voués à une mort certaine, et Mauriceau[2] disait : « Il est si rare de voir vivre un enfant dans la suite qui est véritablement né à sept mois que, de mille à peine s'en rencontre-t-il un qui en échappe. » Et toutes les statistiques publiées depuis quelque temps nous montrent combien était énorme la mortalité des nouveau-nés avant l'apparition des couveuses.

C'est ainsi que, d'après Tarnier[3], l'inventeur de la couveuse, de 1876 à 1881, aucun enfant né à six mois n'était sorti vivant de la maternité, tandis que de 1881 à 1886, avec sa couveuse dont le premier cas fut remar-

que, 1897; article HYGIÈNE DE L'ENFANCE de MM. Bergeron et d'Heilly.

[1] Schmidt (Jahr. f. Kinderheik., 1896, analysé *in Revue des maladies de l'enfance*, 1897, p. 42) relate l'observation de son propre fils qui naquit à 6 mois 1/2 dans un état déplorable; ayant remarqué que tout refroidissement s'accusait chez lui par une diminution de la température rectale, il l'a maintenu constamment dans une atmosphère chaude et l'a entouré de soins si multiples et si assidus qu'il a réussi à le sauver sans avoir recours à la couveuse.

Pinard (*in* Dechambre) cite des cas de nouveau-nés pesant 1300, 1200 et même 1100 grammes qui ont vécu sans l'aide de la couveuse. Mais ce sont là d'heureuses exceptions.

[2] Mauriceau, édition de 1720, aph. 89.

[3] Tarnier, *Traité d'accouchement*, 1886.

quable (enfant de 1020 grammes à la naissance, descendant jusqu'à 850 grammes, qui reprend vite et a vécu), on voit déjà 16 pour 100 de survie.

Même augmentation si on considère les enfants un peu plus âgés : avec des enfants de 6 mois et demi, 21 pour 100 mouraient avant l'emploi de la couveuse, contre 35 pour 100 depuis.

Et si nous poursuivons encore les statistiques, nous trouvons toujours parmi celles de Tarnier, que sur 100 enfants naissant à terme ou à une époque peu éloignée, mais présentant un poids inférieur à 2000 grammes, 66 mouraient dans le premier mois, avant l'apparition de la couveuse, et 36,6 seulement après.

M. M. Potel[1] donne les chiffres suivants de survie pendant l'année 1894[2] :

---

[1] Maurice Potel, *De l'accroissement en poids des enfants nés avant terme*, thèse, Paris, 1895.

[2] Berthod (*les Enfants nés avant terme, la couveuse et le gavage à la Maternité de Paris*, thèse, Paris, 1887) donne comme statistique de survie :

6 mois.	30 %
6 — 1/2	55 %
7 —	63,7 %
7 — 1/2	58,7 %

M. Auvard (*Archives de tocologie*, 1883) établit le tableau suivant sur des enfants pesant moins de 2000 grammes à la naissance.

Avec couveuse 79 admissions	Sans couveuse Maternité Cochin 1882 30 admissions	Sans couveuse Maternité de Paris, 1879-1881 116 admissions
Vivants. . 49	Vivants. . 10	Vivants. . 40
Morts. . . 30	Morts. . . 20	Morts. . . 76
Mortalité. 38 %	Mortalité. 66 %	Mortalité. 65 %

Sur 56 enfants nés à 6 mois 1/2. 11 vivants, soit: 19,6 %
— 131 —   — 7 —   55   —   — 41,9 %
— 53 —   — 7 — 1/2. 36   —   — 69,9 %
— 110 —   — 8 —   71   —   — 64,5 %

Les statistiques de M. Budin[1], directeur de la Maternité de Paris, sont également concluantes et montrent en même temps que plus l'enfant est né proche du terme et plus son poids est normal, plus ses chances de vie sont grandes.

Ainsi sur 395 entrées, il en compte 98 qui peuvent être considérées comme non viables.

> 57 morts le jour même,
> 21 — le lendemain,
> 20 dont la température rectale est inférieure à 32°.

Il en reste donc 297, dont 25 avaient une température rectale de 32° 1 à 33° 5 (4 seulement ont survécu) et, sur le nombre total, 117 étaient malades. En défalquant les 98 non viables, il établit le tableau suivant:

Pesant	Nombre	Morts	Pourcentage	Vivants	Pourcentage
moins de 1200.	16	15	93,75 %	1	6,25 %
de 1200 à 1499.	54	39	72,22 %	15	27,77 %
de 1500 à 1999.	139	64	45,33 %	75	54,67 %
plus de 2000. .	88	22	25 %	66	75 %

En outre, M. Budin fait remarquer l'utilité de la couveuse, même au-dessus de 2000, lorsque la température rectale est basse comme dans les observations qu'il cite où la température était de 30 et 31 chez des enfants de 2540, de 2190 et de 2130 grammes.

[1] Budin, *Clinique obstétricale*, 1889.

Bon nombre d'auteurs, Roux, de Montpellier[1], Ciaudo[2] et beaucoup d'autres, ont publié des statistiques analogues.

Et si on songe à la fréquence des naissances avant terme, l'utilité des couveuses n'en est que plus frappante.

M. Auvard[3] disait : « Il est probable qu'il existe presque autant d'expulsions prématurées que d'accouchements à terme. »

Berthod[4] estime le nombre des expulsions prématurées à 30 pour 100. Il serait même un peu plus fort d'après Tarnier et, sur 1363 expulsions, il note 1338 enfants naissant vivants, dont 827 seulement à terme et 511 avant les neuf mois révolus.

A Marseille, du 1er juillet 1890 au 1er juillet 1891, il y eut à la clinique obstétricale, 219 naissances à terme pour 92 prématurées, et à la maternité 432 à terme contre 73.

Ces chiffres sont suffisamment éloquents par eux-mêmes pour nous dire la nécessité de la couveuse ; et si aux enfants prématurés nous ajoutons ceux qui, nés à terme, sont débiles et, par conséquent, sujets à toutes les complications qui les attendent : œdème, sclérème, athrepsie, hypothermie, affections générales affaiblissant l'organisme, cette nécessité se fait de plus en plus sentir.

---

[1] Roux, thèse, *loc. cit.*
[2] Ciaudo, *Revue d'hygiène et de médecine publique*, 1895.
[3] Auvard, *Traité pratique d'accouchement*, 1890.
[4] Berthod, *loc. cit.*

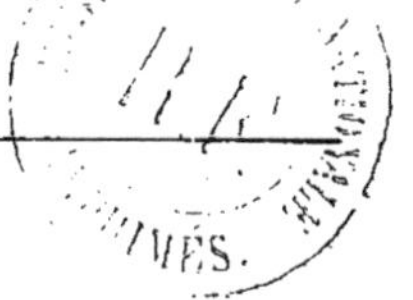

CHAPITRE II

APERÇU HISTORIQUE DE LA COUVEUSE

Nous possédons actuellement de nombreux modèles de couveuse qui toutes rendent les plus grands services ; et nous pouvons nous montrer fiers d'en avoir vu naître le premier modèle en France. Nous ne voulons pas les décrire ici en détail, tout le monde les connaît pour les avoir vues ou en avoir lu la description. Qu'il nous suffise de les signaler rapidement.

Si les premiers appareils qui méritent véritablement le nom de couveuse sont de date relativement récente, il est uste cependant de dire[1] que Denucé, de Bordeaux, en 1854, Crédé, de Leipzig, en 1866, et plus tard Peyraud[2], de Libourne, en 1879, avaient déjà imaginé des berceaux incubateurs, sorte de baignoires à doubles parois contenant de l'eau chaude et dans laquelle on plaçait le berceau. Mais[3] si on voulait remonter encore plus haut, on irait jusqu'au milieu du siècle dernier. On lit en effet dans Tristram Shandy de Sterne : « Le fœtus n'était pas plus grand que la paume de la main, mais son père l'ayant examiné en

---

[1] *In* Ribemont Dessaignes, *Précis d'obstétrique.*
[2] Rochard, *Encyclopédie d'hygiène, loc. cit.*
[3] *In* Budin, *Clinique obstétricale*, 1889,

qualité de médecin, et ayant trouvé que c'était quelque chose de plus qu'un embryon le fit transporter tout vivant à Rapallo où il le fit voir à Jérôme Bardi et à d'autres médecins du lieu. On trouva qu'il ne lui manquait rien d'essentiel à la vie ; et son père, pour faire voir un essai de son expérience, entreprit d'achever l'ouvrage de la nature et de travailler à la formation de l'enfant, avec le même artifice que celui dont on se sert pour faire éclore les poulets en Egypte. Il instruisit une nourrice de tout ce qu'elle avait à faire, et ayant fait mettre son fils dans un four proprement accommodé, il réussit à l'élever et à lui faire prendre ses accroissements nécessaires, par l'uniformité de chaleur étrangère mesurée exactement sur le degré d'un thermomètre ou d'un instrument équivalent. »

Evidemment, ajoute M. Budin, l'auteur était un précurseur original, mais personne ne saurait prétendre qu'il fut l'inventeur de la couveuse.

En 1882, Winckel de Munich imagina des bains chauds continus, dans lesquels l'enfant, dont la tête seule émergeait, restait de longues heures. Mais c'est à M. le professeur Tarnier qu'appartient le mérite d'avoir, en 1881, le premier employé pour les enfants débiles un appareil qui mérite le nom de couveuse.

Couveuse Tarnier. — C'est une large boîte en bois à parois épaisses de 10 à 12 centimètres dans l'intérieur desquelles on met de la sciure de bois pour éviter une perte trop grande de calorique. Elle est divisée en deux compartiments par une planchette horizontale. Dans le compartiment inférieur est un réservoir qui contient de l'eau chaude ; dans le supérieur dont le couvercle est formé par une double glace, est placé l'enfant. De nombreux orifices à la partie supérieure et inférieure sont pratiqués pour assurer la circulation de l'air. L'eau est maintenue chaude par un thermosiphon placé à l'extérieur et dont on doit allumer la lampe deux à trois fois par jour, et ce, pendant une heure et demie à deux heures. La température obtenue est de 32 degrés centigrade, qu'on peut d'ailleurs élever encore comme le voulaient MM. Tarnier et Budin.

Mais comme ce système est coûteux et peu pratique, M. Tarnier le fit reconstruire sur de nouvelles dimensions ; et au lieu d'installer un réservoir avec thermosiphon, il plaça dans le compartiment inférieur quatre boules de grès, appelées moines, remplies d'eau bouillante et dont on en change une toutes les deux heures. Le compartiment supérieur est identique au premier, sa capacité est de 86.490 centimètres cubes. La circulation de l'air se fait par le même procédé, auquel M. Auvard a fait ajouter à l'orifice de sortie une petite hélice qui en tournant donne une preuve palpable de la circulation de l'air. Disons enfin qu'il y a un thermomètre, visible de l'extérieur, et une éponge mouillée pour humidifier l'air.

Dans quelques modèles chauffés à l'eau chaude, M. Tarnier y avait placé des prolongements du réservoir inférieur entourant le compartiment supérieur, mais qu'il fit, du reste, supprimer, les ayant reconnus inutiles et encombrants.

Puis de nombreuses modifications sont apportées à cette première couveuse par MM. Auvard, Berthod, Furst, Griffe, Raynal, modifications qui sont d'ailleurs peu importantes. Elles compliquent les appareils, les rendent d'un prix plus élevé, et pratiques seulement dans les grandes villes, les classes aisées et les hôpitaux.

Signalons cependant les modifications de M. Auvard. Sa couveuse qu'il fit, en collaboration avec M. le professeur Tarnier, ressemble en plusieurs points à la précédente. Cependant, trouvant le thermo-siphon dangereux, si, par négligence ou oubli, on laissait la lampe allumée trop longtemps, il l'a remplacé par un réservoir fixe, dans lequel on verse un seau d'eau bouillante deux à trois fois par vingt-quatre heures, suivant la température exté-rieure. Il obtenait ainsi une température de 29 à 31 degrés au début, et qui, douze heures après, était encore de 25 à 26 degrés.

En 1889, M. Auvard[1] ayant reconnu quelques inconvénients à sa couveuse primitive, la fit modifier. Celle-ci alors comprend deux parties, l'une inférieure qui n'est autre que le réservoir de sa première couveuse, et la supérieure qu'il fit vitrée sur tous ses côtés, ce qui la rend plus facile à laver et plus acceptable dans les familles qui regardaient souvent d'un mauvais œil cette caisse en bois qui leur semblait d'un mauvais présage.

Quant à la couveuse de M. Budin, installée à la Charité de Paris, le chauffage y est automatique et obtenu par des becs de gaz auxquels est adapté un régulateur Régnard; une sonnette d'alarme électrique, par prudence, avertit si, par accident, la température est trop forte.

Couveuse Diffre. — D'autre part, M. Diffre de

---

[1] *Archives de tocologie*, p. 709, 1889.

Montpellier [1] trouvant en maints points défectueuse la couveuse Tarnier-Auvard, en imagina un autre modèle. A cette première couveuse, il reproche par-dessus tout de n'être pas assez démontable et de présenter, à cause de sa forme carrée, de nombreux angles et fissures qui l'empêchent d'être aseptisée d'une façon convenable. Puis il signale un défaut dans le mode de chauffage, car, à chaque ouverture du placard pour remplacer les bouillottes, l'air froid pénètre en plus grande quantité et refroidit d'autant l'air de la couveuse (aussi, à ce point de vue, le réservoir de M. Auvard est-il une heureuse modification). De plus, le sens du courant d'air serait mauvais, n'arrivant pas sur les pieds de l'enfant qui sont le plus souvent froids. Enfin il trouve trop compliquée la manœuvre du couvercle qui exige les deux mains pour son déplacement, et le dépôt de l'enfant sur un lit (ce qui peut présenter quelques inconvénients) pendant que l'on remet le couvercle en place, pour éviter le refroidissement de la couveuse. Aussi remarquons-nous dans son modèle diverses modifications [2]. Il lui a donné la forme d'un cylindre, reposant sur un caisson qui contient le calorifère. Celui-ci est composé de quatre petits compartiments, isolés et distincts des conduits d'aération. On peut en changer les bouillottes qui se tirent comme un tiroir, changement qui se fait sans occasionner la moindre rentrée d'air frais. Quant à l'air, il y arrive par un orifice situé à la partie inférieure du caisson et auquel on peut adapter un morceau de toile qui le tamise. Le

[1] *Archives de tocologie* de 1890, p. 228, et *Nouveau Montpellier médical*, 1896.

[2] Voir description détaillée: *Archives de tocologie, loc. cit.*

cylindre supérieur ou chambre de l'enfant, est aussi en bois vernis. Par suite de sa forme ne présentant ni angles, ni fissures, ni crochets, il est parfaitement aseptisable. L'air y arrive après s'être réchauffé au contact des bouillottes, en passant d'abord sous les pieds de l'enfant qu'il réchauffe avant de pénétrer dans sa chambre. Le couvercle est à charnière et ne demande qu'une seule main pour le manœuvrer. Inutile de montrer les avantages de ce nouveau modèle. Cependant, comme dans les précédents, pour avoir une température constante, il faut renouveler les bouillottes assez souvent. Aussi, une couveuse qui se chaufferait automatiquement, tout en présentant autant d'avantages que celle-ci, serait-elle encore meilleure[1].

C'est alors que M. A. Lion, de Nice, fit connaître une nouvelle couveuse à chauffage automatique.

Couveuse A. Lion. — M. Roux en donne la description dans sa thèse qu'il fit à ce sujet et à laquelle nous renvoyons le lecteur pour de plus amples détails. Nous dirons seulement que posée sur un support métallique haut de 66 centimètres la chambre de l'enfant présente comme dimensions : hauteur 75, largeur 59, profondeur 63 centimètre, et, par conséquent, un cubage d'air de 280 litres, soit plus du double de la couveuse Tarnier-

---

[1] A l'Académie de médecine (séance du 7 juillet 1896, *Bulletin d'Académie de Médecine*, 1896) M. Budin présente, au nom de M. Diffre, un nouveau système de chauffage plus simple et plus économique. C'est une couveuse-berceau : le berceau est en métal; au-dessous de lui est fixé un petit réservoir contenant un litre d'eau environ, chauffé par une lampe à alcool, à pétrole ou autre.

Auvard. Le chauffage est fait par des conduites d'eau placées en dessous et maintenues à la température voulue par un thermosiphon chauffé au gaz, ou au pétrole, auquel est adapté un régulateur à air ou autre. L'aération s'y fait convenablement par soixante petits orifices de 20 millimètres de diamètre situé à la partie supérieure et inférieure. Le mode de réglage, le moyen d'abaisser ou d'élever la température sont faciles et indiqués tout au long dans cette thèse. Nous aurons terminé en disant qu'une sonnerie électrique, un thermomètre, une éponge mouillée y trouvent place.

CHAPITRE III

AVANTAGES ET INCONVÉNIENTS DES PETITES COUVEUSES

Nous avons vu dans le chapitre sur la nécessité de la couveuse des chiffres imposants qui nous disent en même temps les avantages de celle-ci. Qu'on nous permette de donner encore ici quelques chiffres que nous trouvons dans le traité de M. Auvard et qui nous montrent les bienfaits de la couveuse.

Son tableau porte sur 151 enfants de diverses catégories, prématurés ou débiles :

	Admissions	Vivants	Morts
Enfants avant terme.	93	62	31
Faiblesse congénitale.	6	4	2
Cyanose	5	5	
Œdème	25	21	4
Gêne respiratoire	5	2	3
Venus en état de mort apparente.	4	3	1
Athrepsie.	3	1	2
Syphilis	4	4	
Venus par opération obstétricale.	2	2	
Fractures.	1	1	
Vices de conformation.	3		3
	151	105	46

Ensuite il donne un tracé intéressant sur un cas

d'œdème. Il s'agissait d'un enfant jumeau, mâle, né à
8 mois et demi, le 22 février 1883, pesant 2360 grammes,

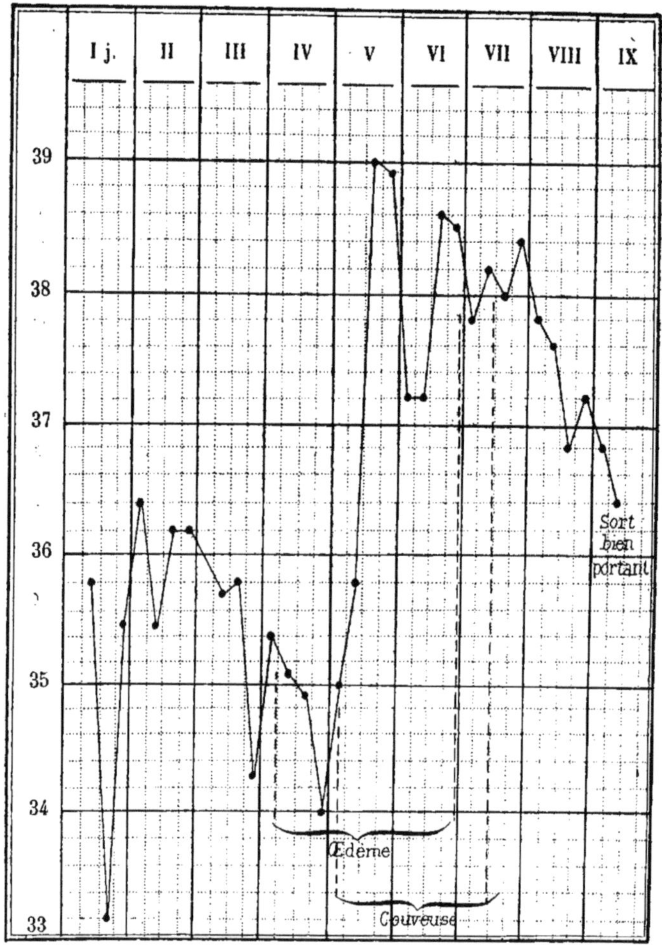

qui fut pris au quatrième jour d'œdème hypothermique,
et heureusement influencé par la couveuse.

Et en voyant dans le tableau ci-dessus le nombre des cas d'œdème qui sont sortis vivants de la couveuse, 21 sur 25, on ne peut que se féliciter d'un tel résultat. Car avant son invention, Depaul [1] eut sur 20 nouveau-nés atteints d'œdème, 16 cas de mort.

Les travaux d'Audral, Bareusprung, Felhing, Finlayson, Forster, Sommer, Wurster, Jacquemier, Roger, Schmid, Trousseau, Walleix, nous montrent l'heureuse influence de la couveuse sur la respiration, le pouls, la température du nouveau-né qui sont en général augmentés. Elle n'a cependant que peu d'influence sur la chute initiale de la température, mais celle-ci remonte plus vite.

Quant aux reproches que quelques auteurs ont fait à la couveuse en disant qu'à la sortie de celle-ci l'enfant était incapable de vivre à l'air libre, ou que. naissant avant terme, il y vivait jusqu'au moment où il atteignait son terme, mais qu'il mourait alors, ils sont mal fondés ; et tous peuvent apporter des preuves du contraire et présenter des enfants nés avant terme qui sont actuellement en pleine santé. Il semble bien aussi un peu exagéré de soutenir, comme Erös, que fort souvent la couveuse est inutile, parce que le quart seulement de ses observations de nouveau-nés présentait de l'hypothermie au moment de la naissance.

Nous voulons maintenant parler des avantages que ces couveuses présentent en elles-mêmes et ensuite de quelques inconvénients.

Un de leurs avantages est l'isolement du nouveau-né. Nous parlons de ceci au point de vue hospitalier, car dans

[1] *Dictionnaire encyclopédique des sciences médicales.* chap, ŒDÈME.

la clientèle il va de soi que l'isolement est parfait. Chaque enfant, en effet, est dans son petit appartement. Eût-il le muguet, une conjonctivite purulente, la syphilis, la tuberculose, un érysipèle, une broncho-pneumonie, etc., etc., toute affection contagieuse en un mot, il est seul à l'avoir et ne peut la transmettre aux autres que par négligence de la personne à qui il est confié. Cependant les chances de contage sont bien rares ; et si une de ces couveuses a reçu quelques souillures, il est facile d'y remédier ; elles sont en effet construites, les dernières surtout, pour pouvoir se laver et même s'aseptiser d'une façon parfaite.

Puis en clientèle elles sont facilement transportables, et ceux qui ne peuvent en faire l'acquisition ou ne tiennent à garder chez eux un meuble de ce genre en trouvent facilement de location.

Mais à côté de ces avantages, il y a bien quelques inconvénients à signaler. Tout d'abord ces appareils étant de dimensions fort restreintes, l'air y est assez confiné et les odeurs parfois assez désagréables. Nous voulons bien que par des moyens plus ou moins ingénieux, le renouvellement d'air s'y fasse d'une façon constante et aussi parfaite que possible ; il est certain cependant qu'il s'en trouve bien peu à la fois et, vienne le conduit d'apport à s'obstruer, on en voit de suite les conséquences. M. Roux, dans sa thèse, a vu un cas de mort dans une couveuse Tarnier-Auvard, dans laquelle durant deux jours l'aération ne pouvait se faire sans l'existence d'un courant d'air dans la pièce. Cet accident heureusement est rare.

Du temps des premières couveuses, il existait aussi un autre désavantage. La prise d'air s'y faisait à la partie inférieure de l'appareil ; or, celle-ci se trouve en général, sinon posée à même le sol de la salle, du moins toujours à proximité. L'air qui y pénètre se trouve forcément être l'air le plus lourd, le plus vicié, celui qui contient le plus d'acide carbonique et qui est le plus riche en poussières, au moindre balayage, au moindre mouvement aux alentours du bébé. Disons cependant que ces inconvénients ont disparu dans les derniers modèles construits, en mettant de la ouate aux orifices d'entrée de l'air et en y faisant passer de temps en temps quelques litres d'oxygène, comme le conseillait Mlle Landais dans sa thèse[1], ce qui donne d'heureux résultats d'abord sur l'enfant en facilitant l'hématose et sur les couveuses elles-mêmes dont il aseptise les parois.

M. le professeur Fochier, à la Société obstétricale de France du 9 août 1896[2], rapporte qu'il a obtenu d'excellents résultats en modifiant les couveuses A. Lion à thermo-siphon, installées dans sa clinique par une prise d'air extérieure.

Enfin c'est la température qui n'est pas absolument constante et qui offre parfois des écarts assez marqués. Mais les variations que l'on observait dans les premières couveuses que l'on chauffait par des boules d'eau chaude sont déjà bien moins grandes avec les couveuses Lion chauffées automatiquement.

Nous terminerons en disant que leur prix d'achat est assez élevé. Il est vrai que dans certaines classes on n'y regarde pas toujours de si près lorsqu'il s'agit de sauver la vie à un héritier, parfois depuis longtemps attendu.

Loin de nous cependant la pensée que ces petites cou-

[1] Cité *in* Rochard, *loc. cit.*
[2] *Presse médicale*, 1896.

veuses ne soient pas utiles ; au contraire, elles rendent les plus grands services comme nous le prouvent les statistiques que nous avons données, et surtout dans les hôpitaux où existent des maternités, des crèches, comme à la Charité de Lyon ; mais c'est là que leur installation devient coûteuse : ce ne sont plus des locations mais des achats qu'on est obligé de faire, et plus elles sont nombreuses, plus il y a de travail à en assurer le bon fonctionnement ; aussi est-ce pour remédier à cet inconvénient et dans un but économique comme nous le verrons plus loin, que M. le Dr Colrat fit construire dans son service la chambre-couveuse dont nous allons parler.

DEUXIÈME PARTIE

CHAPITRE PREMIER

DESCRIPTION DE LA CHAMBRE-COUVEUSE

Ayant eu connaissance d'une chambre chaude ou étuve de dimensions peu ordinaires, dont le fonctionnement était parfait, la chaleur constante, à la Faculté de médecine de Lyon, dans le laboratoire de M. le professeur Arloing, et comme on en vit depuis avec des dimensions un peu moindres dans différents services où l'on s'occupe de bactériologie, M. le Dr Colrat eut l'idée d'en faire construire une analogue dans son service de la Charité, comme couveuse artificielle d'enfants, pour suppléer à l'insuffisance des couveuses alors installées.

Comme le faisait remarquer M. Colrat dans le *Lyon Médical* du 6 septembre 1896, « on ne disposait alors dans le service de la crèche que de deux couveuses ancien modèle et à chaque instant on recevait des enfants débiles envoyés spécialement pour être placés dans la couveuse. En face d'un matériel devenu insuffisant, il devenait urgent de procéder à une nouvelle installation ». Plutôt que de faire l'acquisition d'autres petites couveuses, il décida la construction d'une chambre chaude analogue à celle dont nous venons de parler. Nous allons donner les détails de la construction que l'administration des hospices fit faire par les soins de ses ingénieurs, MM. Gonnard et Mathian.

Mais disons auparavant que M. le professeur Pajot, peu de temps après l'apparition de la première couveuse, avait eu la même conception et avait même [1] « fait construire par Odile Martin à la clinique d'accouchement une chambre chaude qui n'est en réalité qu'une couveuse monumentale. Indépendamment de la situation défectueuse de cet appareil au fond d'une cour peu aérée, et de la mauvaise place de la prise d'air qui, d'abord oubliée, fut ensuite placée auprès de l'ouverture d'un égout, l'appareil primitivement construit pour une température de 25 degrés cliniquement insuffisante a dû être modifié pour donner 34 degrés, résultat imparfaitement obtenu. » On s'explique alors pourquoi cette couveuse n'a pas survécu.

Chambre-couveuse Colrat. — C'est une chambre offrant 4 mètres de longueur sur 2 m. 50 de largeur et 2 m. 50 de hauteur, enclavée dans la salle des nourrices sédentaires. Elle est encore isolée des parois extérieures ou gros murs, par une couche d'air qui l'entoure de toute part et l'isole parfaitement.

Le plafond et deux de ses côtés sont en maçonnerie et enduits de stuc ; et disons-le en passant, comme nous le montre fort bien les figures 1 et 2 (planche II), le plafond est construit de telle façon qu'il contient entre une double

---

[1] *In* thèse Berthod.

PLANCHE I

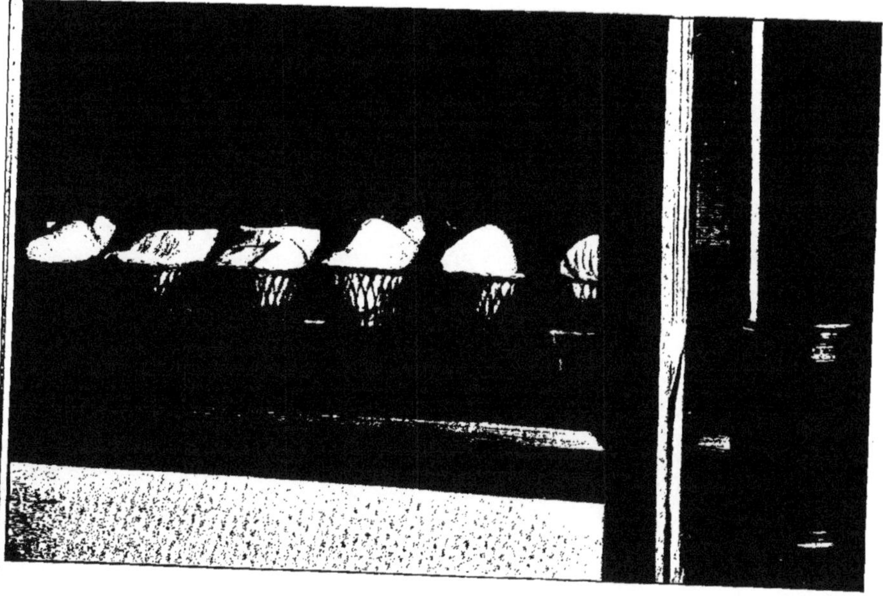

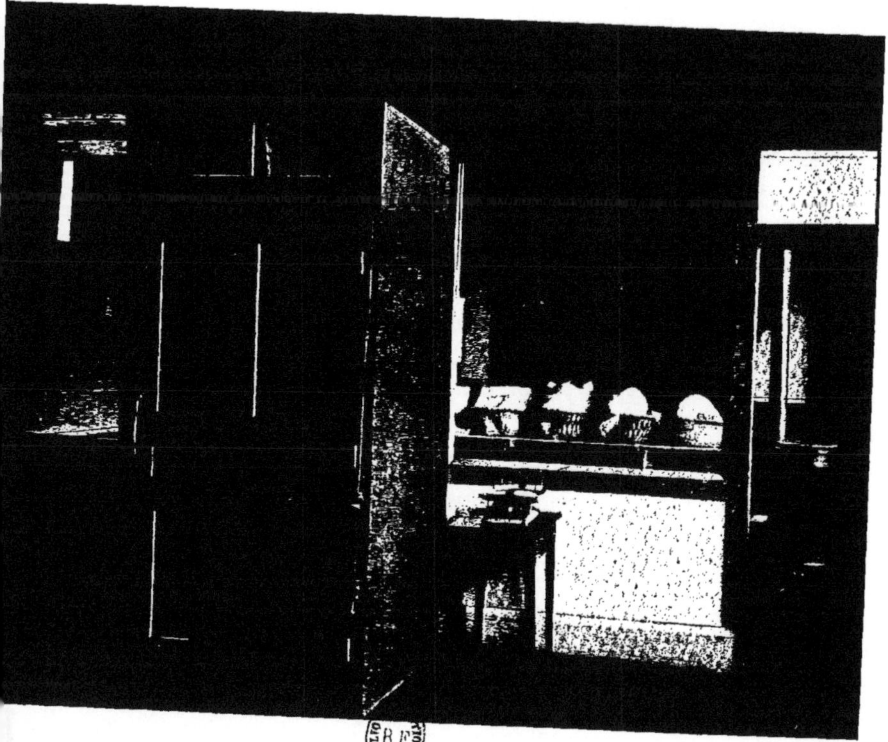

PLANCHE II

a. Local chauffé à la température de 30 degrés.
b. Tambour pour pénétrer de la salle dans le local.
c. Espace existant au midi et au couchant.
d. Espace existant du côté nord employé comme chambre de chauffe.
e. Appareil de chauffage au gaz.
f. Tuyaux de circulation d'eau chaude.
g. Rayon métallique galvanisé pour recevoir les berceaux d'enfants.
h. Réservoir d'alimentation de l'appareil de chauffage.
   Tuyau entourant celui d'évacuation de gaz de l'appareil pour l'aération de la salle A.
j. Tuyau de ventilation muni de deux bouches, avec bec de gaz pour l'appel.
k. Arrivée de l'air extérieur.
l. Régulateur de la température.

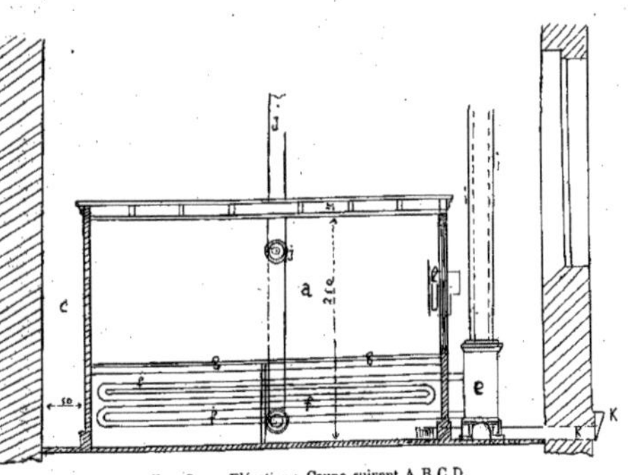

Fig. 2. — Élévation : Coupe suivant A B C D.

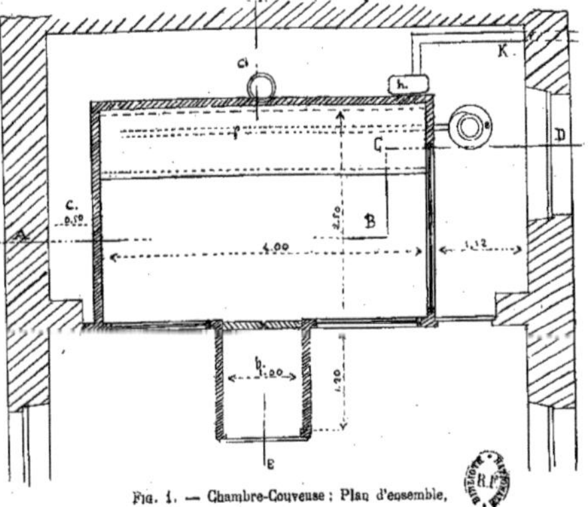

Fig. 1. — Chambre-Couveuse : Plan d'ensemble.

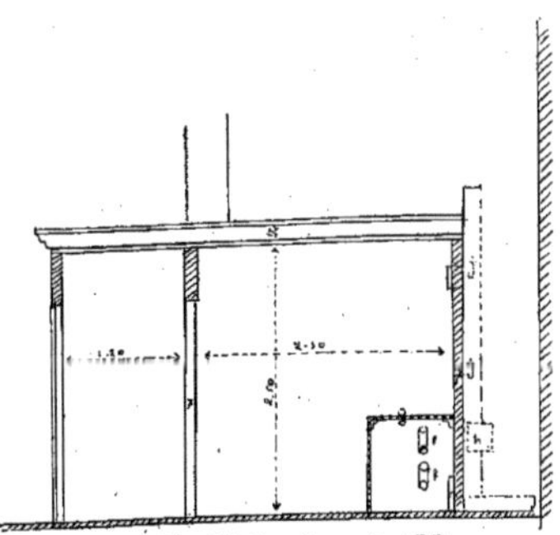

Fig. 3. — Élévation : Coupe suivant E F.

paroi un espace d'air libre de 15 centimètres de haut qui empêche encore par là une déperdition, si minime soit-elle, du calorique.

Les deux faces restantes sont vitrées par une double glace. Sur le milieu d'une de ces faces, la grande face vitrée, en *b* se trouve une double porte formant tambour de 1 mètre de large sur 1 m. 20 de profondeur.

A l'intérieur de la couveuse, sur le côté opposé à la porte d'entrée et à 95 centimètres du sol est un rayon métallique galvanisé sur lequel sont disposés les enfants placés dans leurs berceaux à hauteur convenable non seulement pour donner sans fatigue les soins à l'enfant, mais où comme le montre le tracé suivant, la température en

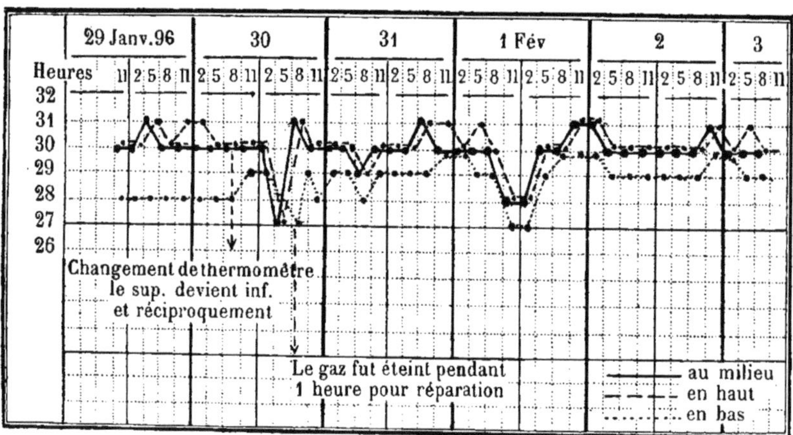

dehors des causes perturbatrices connues et souvent volontaires se trouve être la plus constante.

De plus à ce niveau-là, l'air est normal et ne contient pas plus d'acide carbonique et de poussière que dans l'atmosphère des autres chambres.

En dessous de ce rayon se trouve une conduite d'eau, *f*, coudée en serpentin, présentant ainsi une surface de chauffe plus considérable. L'eau qui y circule est chauffée par un poêle à gaz placé dans un des espaces libres qui entoure la couveuse[1] et converti ainsi en chambre de chauffe.

Quant à la température à donner à la couveuse, il fallait qu'elle fût convenable : suffisante pour être utile aux enfants, pas trop forte pour ne pas les fatiguer. On pouvait se demander si elle devait varier avec l'âge de l'enfant et le terme de la grossesse. M. Auvard[2] répond que les éléments manquent pour résoudre cette question. Pinard prenait comme degré étalon, 34 degrés centigrades ; Auvard, qui donnait au début 35 degrés centigrades à sa couveuse, adopta dans la suite une moyenne de 30 degrés qui lui parut préférable. M. Colrat ayant remarqué qu'au-dessus de 30 degrés les enfants crient et souffrent adopta également 30 degrés centigrades comme moyenne, moyenne d'ailleurs obtenue dans les autres couveuses et que ne dépassent pas les couveuses Lion, les dernières construites.

Pour obtenir cette température d'une façon constante, on ne devait pas se contenter de faire brûler par heure un cubage donné de gaz. Les moindres changements de pression de celui-ci, jointes aux variations thermiques de l'atmosphère, influeraient trop sur la température intérieure de la couveuse. Il fallait régler la combustion du gaz de façon qu'il s'en consommât davantage par des temps frais et en

---

[1] Les appareils de chauffage furent installés par M. Leau.
[2] Auvard, *loc. cit.*

PLANCHE III

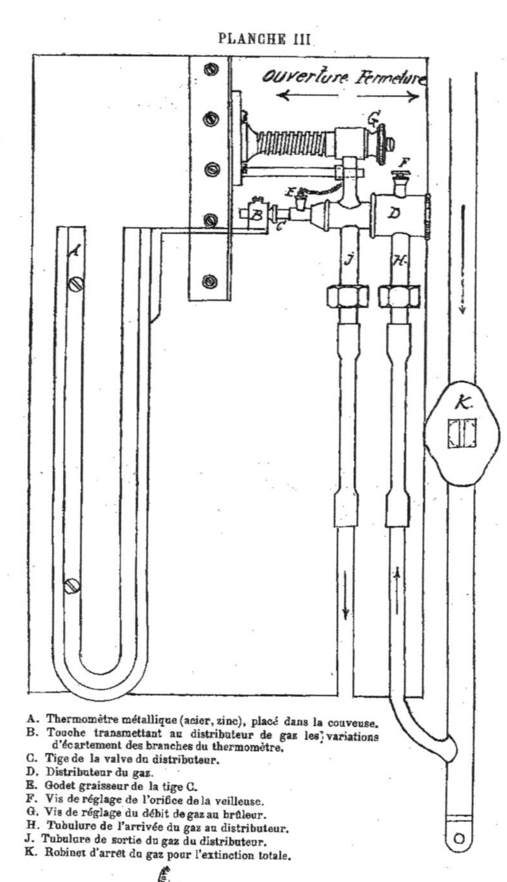

A. Thermomètre métallique (acier, zinc), placé dans la couveuse.
B. Touche transmettant au distributeur de gaz les variations d'écartement des branches du thermomètre.
C. Tige de la valve du distributeur.
D. Distributeur du gaz.
E. Godet graisseur de la tige C.
F. Vis de réglage de l'orifice de la veilleuse.
G. Vis de réglage du débit de gaz au brûleur.
H. Tubulure de l'arrivée du gaz au distributeur.
J. Tubulure de sortie du gaz du distributeur.
K. Robinet d'arrêt du gaz pour l'extinction totale.

moindre quantité, au con-
traire, dès que l'air extérieur se réchauffait. Il n'y
avait pour cela qu'à placer
un régulateur, et, des nombreux systèmes connus, ce
fut le régulateur Wiesnegg
qui fut adopté.

Il se compose d'une barre
métallique A en acier et zinc,
recourbée en U. Les variations thermiques dans l'intérieur de la couveuse en
rapprochent ou en écartent
les branches, et, par cet
écartement ou ce rappro-
chement, gouvernent la clef
du calorifère.

La figure que nous en
donnons ici est plus expli-
cite que toute description ;
cependant, bien qu'il soit
déjà connu, nous ne pou-
vons nous dispenser de le
décrire tout au moins som-
mairement.

Le thermomètre métalli-
que est placé dans l'intérieur de la couveuse ; une
de ses branches est fixée
au mur par deux vis,

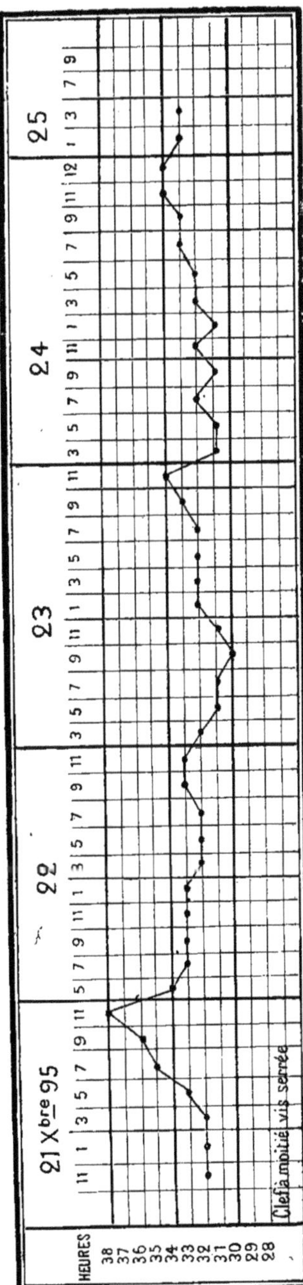

l'autre mobile s'écarte ou se rapproche de la première, suivant que la température de la couveuse monte ou s'abaisse. Sur cette branche mobile est fixée une tige avec une touche B. Celle-ci transmet alors au distributeur du gaz les variations d'écart des deux branches du thermomètre et, par suite, augmente ou diminue l'arrivée du gaz dans le brûleur.

Quant à la vis moletée G, c'est une vis de réglage du débit du gaz, réglée une fois pour toutes et maintenue fixée après le réglage opéré : réglage qui se fit en quelques jours au moment de l'installation de l'appareil. La courbe qui précède (p. 35) est celle qu'on obtint alors ; elle nous montre les oscillations de la température, durant les premiers jours, avant de se maintenir constante.

Un psychromètre à thermomètre sec et mouillé, placé dans la couveuse donne le degré de la température de la couveuse et son état hygrométrique. Une table hygrométrique qui accompagne l'appareil donne, en même temps que les précautions à suivre, en regard du degré sec, le degré mouillé et le pourcentage de la vapeur d'eau. Nous y relevons seulement les quelques chiffres suivants, les plus souvent lus :

$$29 \text{ degrés sec et } 24 \text{ degrés mouillé} = 61 \text{ }^{0}/_{0}$$
$$- \quad - \quad - \quad 23 \quad - \quad - \quad = 55 \text{ }^{0}/_{0}$$
$$- \quad - \quad - \quad 22 \quad - \quad - \quad = 49 \text{ }^{0}/_{0}$$
$$30 \quad - \quad - \quad 24 \quad - \quad - \quad = 55 \text{ }^{0}/_{0}$$
$$- \quad - \quad - \quad 23 \quad - \quad - \quad = 52 \text{ }^{0}/_{0}$$
$$- \quad - \quad - \quad 22 \quad - \quad - \quad = 46 \text{ }^{0}/_{0}$$
$$31 \quad - \quad - \quad 24 \quad - \quad - \quad = 49 \text{ }^{0}/_{0}$$
$$- \quad - \quad - \quad 23 \quad - \quad - \quad = 44 \text{ }^{0}/_{0}$$
$$- \quad - \quad - \quad 22 \quad - \quad - \quad = 40 \text{ }^{0}/_{0}$$

Si nous examinons maintenant l'aération, nous y voyons

qu'elle s'y fait d'une façon parfaite et constante. Non seulement l'air contenu dans la couveuse s'y trouve en quantité suffisante pour quelque temps, son cubage étant exactement de 24 mètres cubes 293 décimètres cubes, et pourrait s'y renouveler par les joints et les portes, mais des conduites spéciales sont disposées pour l'aéra-tion.

Pris directement dans la cour extérieure et non dans la salle même où se trouve enclavée la conveuse, avantage sérieux sur les premières petites couveuses, l'air y est amené dans des conduites de forme carrée, offrant 10 cen-timètres de côté, qui engainent les tuyaux d'eau chaude. Remarquons en passant que cette prise d'air extérieur se fait à la hauteur d'un bon deuxième, qui est à 10 m. 70 du sol d'une cour spacieuse, claire et aérée. C'est donc de l'air aussi pur qu'on peut l'avoir à la ville et dans un hôpital, qui a la même composition que l'air que nous respirons, à part l'humidité qu'il perd en partie au contact des conduites d'eau chaude. Aussi, pour remédier à la sécheresse de l'air, étend-on sur des tringles disposées à cet usage le long d'une des faces de la couveuse des langes mouillés trempés dans l'eau suivant les besoins.

De la sorte on obtient à peu près le même degré d'hu-midité que dans la salle voisine. On peut voir d'ailleurs, d'après les tracés que nous donnons en même temps que les courbes thermiques de la couveuse, que l'état hygro-métrique de celle-ci fut toujours satisfaisant et constant. L'air s'y trouve ainsi pur et chargé de l'humidité né-cessaire.

L'orifice d'entrée se trouve au niveau de la conduite d'eau chaude et son orifice d'échappement, détail important, est situé à la partie inférieure de la couveuse. Par suite de ce dispositif, l'air qui s'échappe le premier est toujours le plus lourd, celui qui contient le plus d'acide carbonique.

Puis si, pour une cause ou pour une autre, on juge nécessaire le renouvellement complet de l'air contenu dans la couveuse, rien n'est plus facile. Il s'opère, en quatre à cinq minutes, à l'aide d'un large cornet muni d'un brûleur, et ceci sans amener un abaissement notable de la température. C'est à peine si cet abaissement atteint 2 degrés. Ce cornet est situé à la partie postérieure de la couveuse en J (fig. 2 et 3, pl. II) et correspond à l'intérieur de la couveuse par deux bouches en cuivre. Un brûleur Bunzen se trouve à l'intérieur de celui-ci. Lorsqu'on veut renouveler l'air de la couveuse, ce que l'on fait en moyenne deux fois par jour, on ouvre les deux bouches, supérieure et inférieure, on allume le brûleur qui établit le courant d'air et change ainsi en quelques minutes tout l'air de la couveuse.

Et, point qui peut surprendre au premier abord, c'est, malgré le nombre des berceaux, l'absence complète de toute mauvaise odeur, que l'on sentait généralement à l'ouverture des anciennes petites couveuses. Mais il faut dire que, en plus de cette aération excellente, l'enfant n'y séjourne que pour dormir. Rien autre ne s'y opère, pas même son nourrissage. Lorsque c'est son heure de téter ou de changer, la personne qui en a la garde le sort, et allant le placer près d'une source thermique quelconque, du fourneau par exemple, comme il s'en trouve dans toutes les salles, y procède alors à ces différentes opé-rations.

Quant à l'entretien général de l'appareil, il n'est pas compliqué et peu coûteux. Pour assurer son parfait fonctionnement, il suffit d'entretenir constamment de la vaseline dans le godet graisseur E, et de changer les tuyaux en caoutchouc lorsqu'on s'aperçoit qu'ils perdent leur souplesse.

Rien de plus facile aussi que la mise en marche de la couveuse : après avoir ouvert en grand le robinet K de la grosse conduite de gaz, on ouvre la veilleuse en desserrant la vis moletée F, puis on allume le brûleur dans le calorifère. Si l'appareil n'a cessé de fonctionner que depuis peu de temps et que rien n'ait été changé dans la disposition des vis et des clefs, cela suffit. Au début, ou si quelques dérangements ont été apportés pour une cause quelconque, après avoir fait ce qu'il vient d'être dit, on fait manœuvrer la vis moletée G dans le sens de la flèche ouverture par fraction de tour jusqu'à ce que la température voulue se maintienne dans la couveuse, ou si cette température est dépassée, faire manœuvrer la même vis G dans le sens de la flèche fermeture.

Reste à savoir quel est le prix de revient et d'entretien d'une pareille installation. La construction, d'après les chiffres donnés par MM. les ingénieurs, et l'acquisition des appareils de chauffage, monteraint dans les 2300 francs, chiffre en somme peu important si l'on songe au nombre d'enfants qu'on peut y placer et à la somme qu'atteindrait l'acquisition d'un nombre égal de couveuses. On sait que le prix d'une couveuse est d'environ 500 francs. Puis les frais d'entretien qui consistent seulement dans la combustion du gaz sont également assez faibles.

Un compteur fut adapté uniquement au poêle de la

couveuse pendant une période de dix jours, du 9 au 19 avril 1896. Il donna les chiffres suivants, et nous mettons en regard les températures maxima et [minima de cette période que nous trouvons dans le *Lyon médical :* '

1896	Température maxima	Température minima	m.c.
9 avril. . .	+ 19,4	+ 10,0	= 18,322
10 — . . .	+ 18,5	+ 7,0	= 17,169
11 — . . .	+ 17,5	+ 8,0	= 17,807
12 — . . .	+ 15,5	+ 7,6	= 18,378
13 — . . .	+ 11,9	+ 3,3	= 18,144
14 — . . .	+ 12,0	+ 0,1	= 19,517
15 — . . .	+ 12,3	+ 4,0	= 17,847
16 — . . .	+ 13,6	+ 2,9	= 17,273
17 — . . .	+ 16,0	+ 2,6	= 17,929
18 — . . .	+ 15,7	+ 5,8	= 17,173

Soit en moyenne une consommation de 18 mètres cubes par jour. Le gaz étant à 16 centimes, nous voyons que chaque berceau, puisqu'il y en a neuf, et quelquefois dix, revient à peine à 32 centimes par vingt-quatre heures. Et ce dans une saison ou plutôt une période où la température n'a pas été très élevée.

Voilà plus de deux ans que cette couveuse fonctionne, sans autre interruption que celle nécessitée pour certaines petites réparations ou par manque de sujets. Et toujours on n'a eu qu'à s'en féliciter. Comme nous le montrent les tracés de la température de la couveuse, prise soigneusement toutes les trois heures, depuis son installation, nous pouvons constater que, sauf de rares exceptions, cette température a peu oscillé, bien moins que dans les couveuses petit modèle, et qu'elle s'est toujours maintenue à

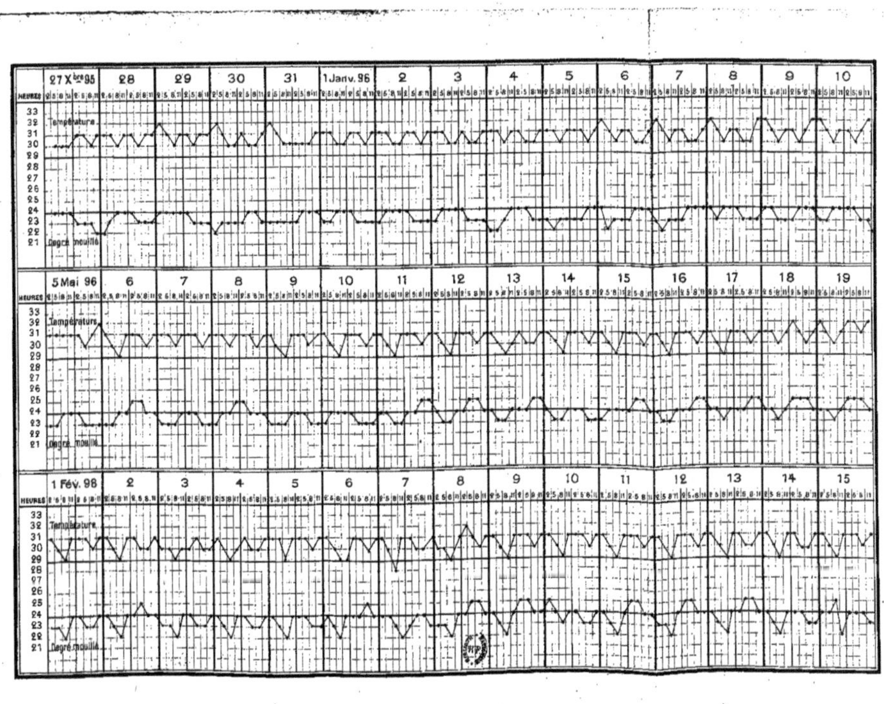
27 Xbre 95 28 29 30 31 1 Janv. 96 2 3 4 5 6 7 8 9 10
HEURES
33 32 31 30 29 28 27 26 25 24 23 22 21
Température
Degré mouillé
5 Mai 96 6 7 8 9 10 11 12 13 14 15 16 17 18 19
HEURES
33 32 31 30 29 28 27 26 25 24 23 22 21
Température
Degré mouillé
1 Fév. 98 2 3 4 5 6 7 8 9 10 11 12 13 14 15
HEURES
33 32 31 30 29 28 27 26 25 24 23 22 21
Température
Degré mouillé

30 degrés avec de très minimes écarts en plus ou en moins de 1 à 2 degrés.

Et l'étude de ces tracés nous offre certaines particularités curieuses. D'abord ce sont les oscillations de la courbe plus fréquentes au début et qui tendent à se régulariser assez rapidement, à mesure que la couveuse fonctionnait. Puis, c'est l'existence d'une température toujours la même, à la même heure du jour, en forme de plateau au moment le plus chaud de la journée, à 11 heures, 2 heures et 5 heures, tandis que, pendant la nuit et au moment du coucher du soleil, il y avait toujours une diminution de 1 degré. Est-ce aux influences thermiques extérieures qu'il faut attribuer cette élévation de la température au milieu du jour ? Il est certain que la température extérieure a une certaine influence que ne peut contre-balancer assez vite le régulateur. On sait qu'en certaine saison, comme en hiver par exemple, par un temps de dégel ou un fort vent du sud, la température extérieure monte rapidement de plusieurs degrés, et cela suffit, au moment d'une élévation très brusque, pour augmenter la température de la couveuse ; le tracé suivant, pris dans la journée du 15 janvier 1896, en est une preuve.

Mais si l'influence de la température extérieure se fait parfois sentir, elle n'est pas seule la cause des variations thermiques observées dans la couveuse. En comparant la courbe de notre couveuse avec celles des autres étuves chauffées de la même façon, et pendant tout le jour, nous y voyons les plus grandes analogies. Or dans celles-ci, l'air n'y circule pas comme dans la couveuse ; ce n'est donc pas à la température extérieure qu'il faut attribuer ces variations, mais bien aux différences de pression qui existent pendant vingt-quatre heures dans les conduites du gaz de la Compagnie, et dues probablement à la plus

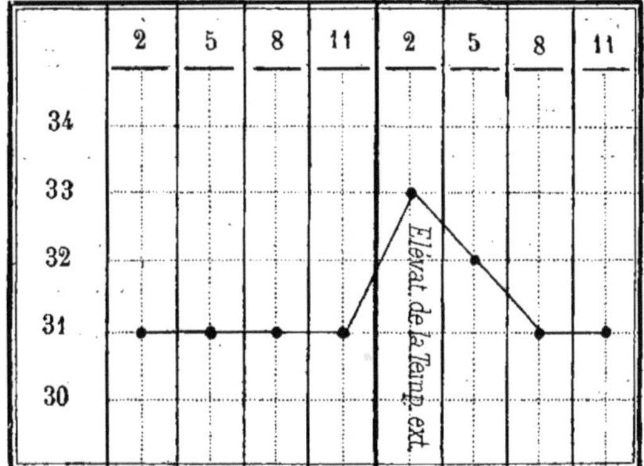

ou moins grande consommation de celui-ci aux diverses heures de la journée.

Voici encore un autre petit tracé qui nous montre la

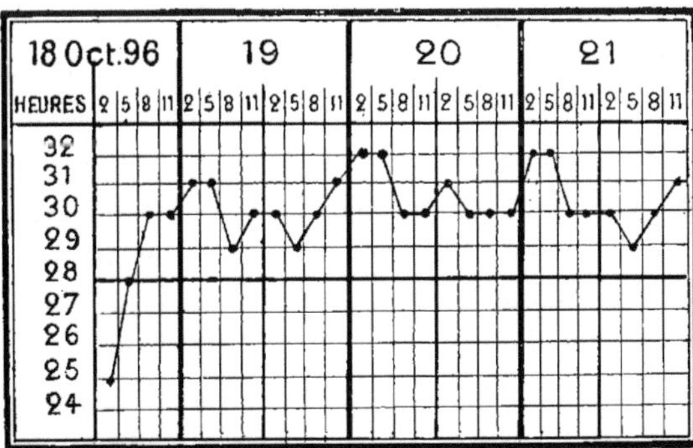

rapidité avec laquelle on arrive à chauffer la couveuse. Il est vrai qu'on ne peut arriver à la chauffer aussi rapidement que les petites couveuses, mais si l'on songe à son cubage, on peut être étonné de voir que cinq à six heures sont suffisantes pour chauffer un tel volume.

Chemin faisant, nous avons vu les avantages que présentait notre couveuse dans un hôpital ; et si nous y revenons, ce n'est que pour mémoire, et en somme, pour nous résumer. L'économie réalisée par la construction d'un tel appareil, de préférence à l'acquisition d'une dizaine de couveuses, est assez notable pour être prise en considération. Ses grandes dimensions, ses grandes glaces, son calorifère, tout son extérieur en un mot, ou mieux son intérieur, est assez élégant et n'est point fait pour effrayer les mères qui vont lui confier un enfant, comme le faisaient, autrefois, les premières couveuses en bois et à forme allongée. Son mode de chauffage automatique et bien réglé lui assure une constance vraiment remarquable dans sa température. Non seulement l'air s'y trouve en notable quantité mais, grâce au mode de ventilation, il s'y renouvelle d'une façon parfaite et complète, plusieurs fois par jour. De plus, son maniement, sa mise en marche, son entretien sont des plus faciles et des moins coûteux. En marche et au grand complet, aucune mauvaise odeur ne se laisse sentir, et absolument aucun danger ne se présente : pas n'est besoin ici de sonnette d'alarme ; les courbes dont nous avons donné quelques exemples, et qui existent depuis que la couveuse fonctionne, nous montrent la sensibilité du régulateur, et l'expérience a montré qu'avec les becs employés et la grosseur des tuyaux, la température ne pouvait dépasser 38 degrés centigrades, malgré l'ouverture en grand de tous les robinets.

Mais, nous dira-t-on, cette chambre-couveuse avec tous ses avantages, a bien un côté faible : lorsqu'elle est au complet, il serait bien étonnant que, sur dix enfants, il ne s'en trouve pas au moins un, de temps à autre, atteint d'une maladie contagieuse, d'où alors la possibilité d'une contagion aux berceaux voisins. Cela est vrai, et le fait s'est montré, non pas la contagion, mais la présence d'une maladie contagieuse au sein même de la couveuse. Il s'y est trouvé avec des enfants indemnes de toute affection des cas de broncho-pneumonie, de muguet, d'érysipèle, de conjonctivite purulente, et jamais on a eu un cas de contagion. C'est que chaque enfant a une personne uniquement attachée à son service et que défense expresse est faite à toute autre de le toucher.

Enfin, on pourrait nous faire une autre objection : à savoir qu'on risque d'exposer l'enfant au froid à chacune de ses sorties de la couveuse pour un change ou une tétée. A cela il est facile de répondre en citant ces quelques lignes du Dr J. Edwards[1] : « Après un refroidissement capable de diminuer la production de chaleur, le séjour dans une température élevée favorise le rétablissement de cette faculté, car, en exposant les animaux à de nouveaux refroidissements, leur température baissera d'autant moins vite qu'ils auront été exposés plus longtemps à la chaleur.

Il s'ensuit que l'effet de l'application d'une chaleur convenable se prolonge après la cessation de la cause... On voit par là, que lorsqu'on est dans le cas d'être souvent exposé à un froid vif, on se dispose mieux à le supporter en se procurant dans les intervalles une forte chaleur. »

Cependant, rien n'empêche, et c'est même un avant-

---

[1] Dr J. Edwards, *de l'Influence des agents physiques sur la vie*, pages 223 et 654, Paris 1824.

projet pour une construction ultérieure, de construire, attenante à la chambre-couveuse et communiquant avec elle, une autre chambre, de dispositions à peu près semblables, qui aurait autant que possible la même température et où les nourrices ou les personnes du service pourraient apporter leur enfant.

Il convient cependant de dire que la salle dans laquelle s'opèrent les tétées et le change des enfants a une température d'au moins 18 degrés et que, par conséquent, l'écart n'est pas très grand.

TROISIÈME PARTIE

———

Il nous paraît superflu de présenter une statistique qui, dans l'espèce, ne peut rien démontrer, tellement les observations sont disparates. Cette couveuse, en effet, ne dépend pas uniquement d'une maternité, mais elle est destinée à recevoir tous les enfants de la ville; et ceux-ci arrivent tantôt bien portants, tantôt au contraire atteints de maladies diverses. Et les conclusions que l'on pourrait tirer, en faisant le triage des deux cents cas environ qui ont fait un séjour plus ou moins prolongé seraient identiques à celles déjà publiées. Nous pouvons dire toutefois que la plupart des enfants nés à sept mois et allaités par des nourrices vivent et prospèrent, mais qu'il en est tout autrement chez ceux qui sont nourris artificiellement.

Nous extrayons dans les dernières observations les quelques cas suivants qui viennent encore, après tant d'autres statistiques, nous montrer comment des enfants à faible poids ont pu, grâce à la couveuse, conserver la vie.

OBSERVATION I

Marie Ma... (N° 707. Berceau 8 *bis)*, âgée de un jour. Venue à 6 mois et 3 semaines, le 20 novembre 1897. Sa mère travaille à la machine à deux pédales pendant douze heures par jour. Elle-même ne présente rien au cœur; cordon enflammé, accès d'oppression pendant lesquels elle devient très blanche.

Température rectale de 37° 8 à l'entrée, a oscillé entre 37 et 38 degrés pendant son séjour dans la couveuse.

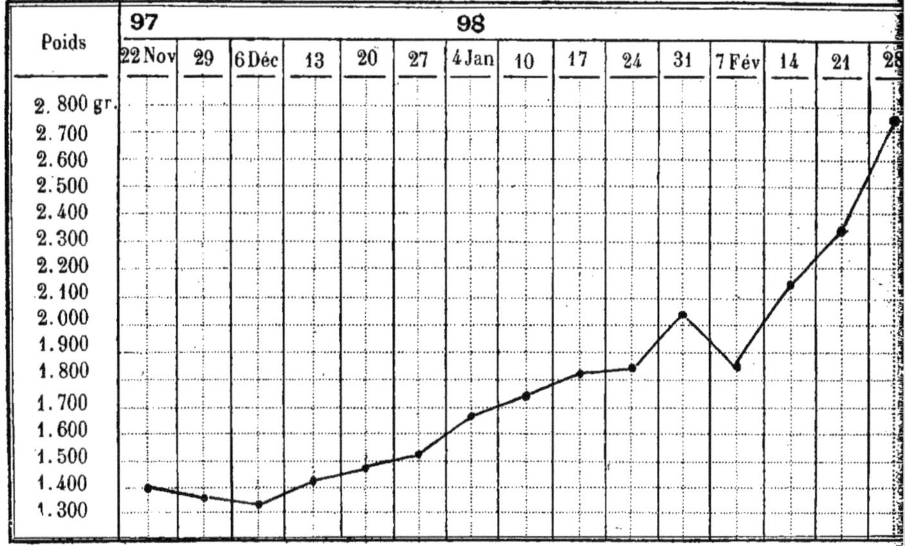

Son poids de 1320 grammes à sa naissance a rapidement augmenté.

Elle quitte la couveuse le 24 décembre et le service le 1er mars 1898.

OBSERVATION II

Madeleine Tau... (N° 1. Berceau 9), âgée de un jour. Née le 4 novembre 1897. Trois frères ou sœurs morts de méningite tuberculeuse. Mère morte de tuberculose pulmonaire.

Elle-même présente le 5 novembre de l'œdème du membre inférieur droit, qui le 7 novembre gagne les joues et la face.

Courbe thermique = oscillations entre 37 et 38 degrés.

Quitte en bonne santé la couveuse le 24 décembre 1897 et le service le 11 février 1898.

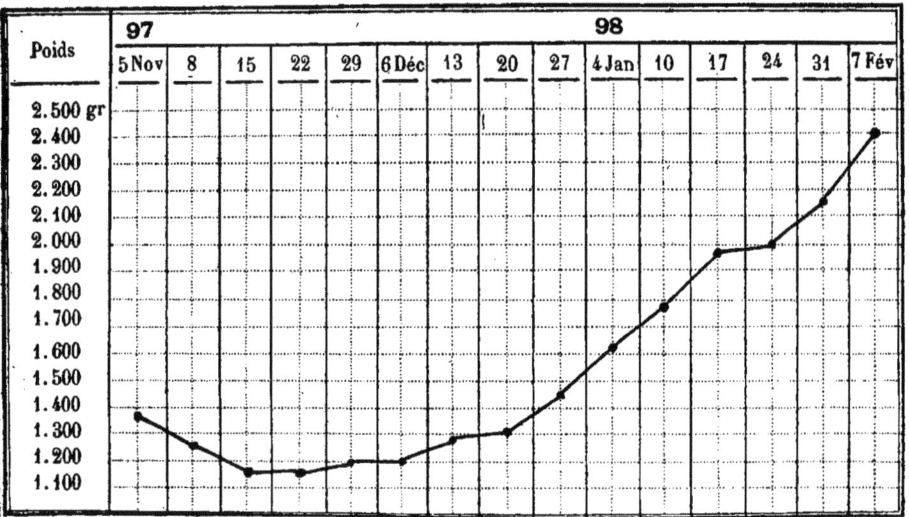

OBSERVATION III

Louise Marc... (N° 26, Berceau 7), âgée de un jour, née le 5 novembre 1897. Venue à 8 mois. Première jumelle.

T. R. normale. Son poids primitif de 1700 grammes monte progressivement jusqu'à 2800 grammes au 20 décembre 1897 moment où elle quitte le service.

OBSERVATION IV

Antoinette Marc... (N° 27, Berceau 8), âgée de un jour, née le 5 novembre 1897. Venue à 8 mois. Seconde jumelle.

T. R. régulière entre 36°6 et 37°2.

Son poids primitif de 1250 grammes atteint 2000 grammes au 20 décembre 1897, moment où elle quitte le service.

Observation V

Clément Auguste Du... (Nº 42. Berceau 5), âgé de un jour, né le 23 novembre 1897. Venu à 6 mois et demi.

T. R. normale.

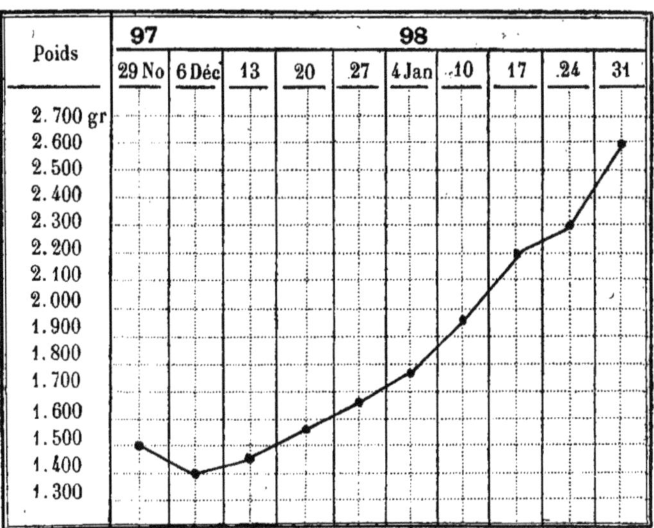

Quitte la couveuse le 2 janvier 1898 et le service le 1er février 1898.

Observation VI

Antoinette Big... (Nº 37. Berceau 6), âgée de un jour, née le 6 décembre 1897. Venue à 7 mois.

Ictère des nouveau-nés.

T. R. normale.

Poids à l'entrée 1600 grammes, au moment où elle quitte la couveuse = 2150 grammes, le 16 janvier, et le service 2550, le 16 février 1898.

Observation VII

Mélanie Kie... (N° 29. Berceau 9), âgée de un jour, née le 8 février 1898 avant la fin du septième mois, plusieurs frères ou sœurs venus avant terme et tous morts.

15 février : vomissements bilieux, matières fécales noirâtres analogues à du meconnium. Les vomissements ont cessé depuis le 20 mars.

T. R. = 34 degrés à l'entrée dans le service après de longues oscillations entre 35, 36 et 37 degrés qu'elle n'atteint que le 18 février ; se trouve actuellement à 37 degrés.

        Poids   9 février. . . . . 1.200 grammes.
          —   14   —   . . . . 1.200   —
          —   21   —   . . . . 1.100   —
          —   28   —   . . . . 1.050   —
          —   7 mars . . . . 1.100   —
          —   14   —   . . . . 1.000   —

Est encore dans la couveuse.

Observation VIII

X... Poc... (N° 25. Berceau 5), âgé de un jour, né le 28 février 1898. Venu à 7 mois. Premier jumeau.

11 mars, Ictère.

T. R. normale.

        Poids : 21 février. . . . 1.850 grammes
          —   28   —   . . . . 1.700   —
          —   7 mars . . . . 1.550   —
          —   14   —   . . . . 1.500   —

Amélioration. Encore dans la couveuse.

Observation IX

X... Poc . (N° 26. Berceau 6), âgé de un jour, né le 20 février 1898, venu à 7 mois. Deuxième jumeau.

Œdème hypothermique, heureusement influencé par la couveuse. T. R. 35°5 au premier jour, 37°5 au cinquième et dans la suite.

Poids: 21 février . . . . . 1.450 grammes
— 28 — . . . . . 1.300 —
— 7 mars . . . . 1.300 —
— 14 — . . . . 1.450 —

Encore dans la couveuse.

OBSERVATION X

Joseph Po... (N° 1179. Berceau 3), âgé de 11 jours, né le 13 février 1898. Rentré dans la couveuse le 24 février. T. R. normale.

Poids: 28 février . . . . 1.250 grammes
— 7 mars . . . . . 1.370 —
— 14 — . . . . 1.450 —

Encore dans la couveuse.

CONCLUSIONS

L'utilité de la couveuse artificielle étant depuis long-temps démontrée par les heureux résultats qu'elle donne avec les prématurés ou les débiles, il y a nécessité dans toute grande ville d'y créer une sorte de maternité artificielle, et si des nombreux systèmes usités jusqu'à ce jour beaucoup sont excellents, la chambre-couveuse construite à la Charité de Lyon nous paraît présenter, au point de vue hospitalier, de sérieux avantages:

Par ses grandes dimensions qui lui assurent un cubage d'air important (plus de 24 mètres cubes) et lui donnent un aspect assez coquet.

Par son mode de chauffage automatique qui, grâce à son régulateur, lui fournit une température régulière et constante.

Par sa ventilation excellente, première condition d'une bonne hygiène, qui préserve de toute mauvaise odeur.

Par son maniement facile qui permet d'en confier la direction à la première personne venue, et qui fait que l'enfant n'y donne pas plus de soucis que s'il était dans son berceau.

Par son faible prix de construction et d'entretien.

Enfin, par l'absence complète de tout danger ; la température ne pouvant même, avec l'ouverture au maximum de tous les robinets, monter au delà de 38 degrés centigrades.

TABLE

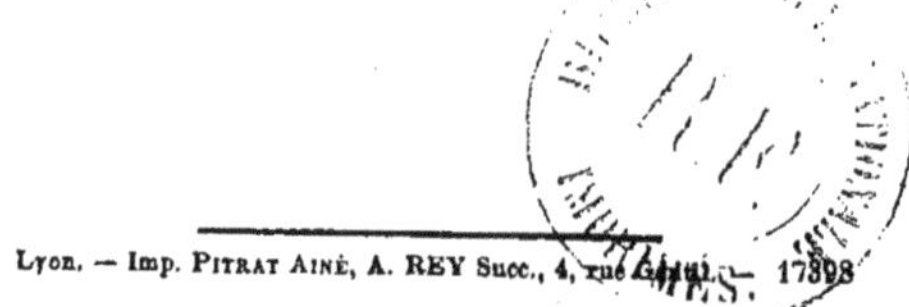

Lyon. — Imp. Pitrat Aîné, A. Rey Succ., 4, rue Gentil. — 17898

www.ingramcontent.com/pod-product-compliance
Ingram Content Group UK Ltd.
Pitfield, Milton Keynes, MK11 3LW, UK
UKHW020401180726
13839UKWH00003B/1228